Kamran Sarı

Pólipos nasais e sua associação com marcadores cardíacos

Kamran Sarı

Pólipos nasais e sua associação com marcadores cardíacos

ScienciaScripts

Imprint

Cover image: www.ingimage.com

This book is a translation from the original published under ISBN 978-3-659-85397-5.

Publisher:
Sciencia Scripts
is a trademark of
Dodo Books Indian Ocean Ltd. and OmniScriptum S.R.L publishing group

120 High Road, East Finchley, London, N2 9ED, United Kingdom
Str. Armeneasca 28/1, office 1, Chisinau MD-2012, Republic of Moldova, Europe
Printed at: see last page
ISBN: 978-620-8-32944-0

Índice:

Pólipos nasais e sua associação com marcadores cardíacos

O pólipo nasal é uma das patologias nasais mais comuns encontradas na prática clínica do ouvido, nariz e garganta. Apesar da sua elevada prevalência, a sua patogénese ainda não é clara. A inflamação crónica é considerada responsável pela sua patogénese. O fator de diferenciação do crescimento -15 (GDF-15), a albumina modificada pela isquemia (IMA) e o péptido natriurético de tipo B (BNP) são marcadores inflamatórios e isquémicos associados a doenças cardiovasculares. Sabe-se que estes marcadores aumentam em condições de stress oxidativo que resultam de algumas patologias cardiovasculares.

Presume-se que o stress oxidativo também desempenha um papel na patogénese dos pólipos nasais. Assim, pensámos que estes marcadores poderiam também estar elevados no plasma de doentes com pólipos nasais. Neste livro, discuto os resultados de estudos que investigaram os níveis de marcadores cardíacos em pacientes com pólipo nasal. Partindo deste ponto de vista, menciono também outros factores que desempenham um papel na patogénese dos pólipos nasais.

Capítulo 1

Antecedentes

A palavra "pólipo" deriva do latim. Tem a sua origem nas palavras "poly" e "pous", que significam "muitos pés". Os pólipos nasais são conhecidos desde os tempos antigos. Há menção de casos de pólipos nasais em registos egípcios antigos que remontam a 2500 a.C. (1). O pólipo nasal é uma doença inflamatória crónica da cavidade nasal. É um crescimento benigno, indolor, com um aspeto pálido e quase sempre bilateral. O pólipo nasal é o tumor benigno mais frequente da cavidade nasal. É coberto por uma mucosa lisa e tem uma forma que se assemelha a um cacho de uvas. Os pólipos nasais surgem geralmente a partir do meato médio. Os pólipos originários dos canais estreitos do labirinto etmoidal estendem-se em direção ao meato médio, onde a resistência é menor. Os pólipos nasais não são formações neoplásicas, representam uma doença inflamatória crónica da mucosa. A prevalência de pólipos nasais na população em geral é de cerca de 1-4 % (2).

É possível classificar os pólipos nasais com base em várias propriedades. A classificação é feita de acordo com a localização endoscópica, os achados do exame clínico, a resposta ao tratamento e a frequência de concomitância com outras doenças. Uma classificação baseada nestes critérios foi introduzida por Stammberger (3). Settipane descreveu outra classificação para pólipos nasais (4). Nessa classificação, para além das caraterísticas histopatológicas do pólipo nasal, são também tidas em conta a evolução da doença e outras doenças associadas.

Sintomas e sinais

Os sintomas e sinais frequentes observados em doentes com pólipos nasais são

- Congestão nasal,
- Redução da capacidade de cheirar,
- Corrimento nasal,
- Dor de cabeça,
- Espirrar,
- Hemorragia nasal.

A queixa mais frequente é a congestão nasal. A hemorragia nasal é rara. A frequência das outras queixas varia de doente para doente.

O pólipo nasal pode acompanhar outras doenças do sistema respiratório, como a asma, a discinesia ciliar e a intolerância à aspirina. Na presença destas doenças, os sintomas agravam-se e a doença pode recidivar apesar do tratamento cirúrgico. Durante a inspeção, podem ser observados crescimentos pálidos e edematosos com origem no meato médio em ambas as passagens. Se a doença não for tratada, os tecidos polipóides podem obstruir completamente as passagens nasais. Os pólipos nasais são geralmente indolores. A polipose nasal grave pode provocar deformações faciais, sobretudo nas crianças.

Patogénese

Embora muitos factores tenham sido apontados como responsáveis pela etiologia dos pólipos nasais, a patogénese ainda não é claramente compreendida. Alguns factores etiológicos propostos estão listados abaixo (4-6).

- Inflamação alérgica
- Asma brônquica
- Fibrose cística
- Hipersensibilidade à aspirina

- Síndrome de Kartagener
- Doenças genéticas
- Imunodeficiência
- Doenças do tecido conjuntivo.

Afirma-se que várias doenças ocorrem como resultado do desequilíbrio entre as espécies reactivas de oxigénio (ROS) e os antioxidantes (7), o que também é conhecido como stress oxidativo. A associação entre pólipo nasal e stress oxidativo foi demonstrada em alguns estudos experimentais e clínicos. Dagli et al. revelaram o papel do stress oxidativo na patogénese do pólipo nasal (8). No seu estudo envolvendo doentes com pólipo nasal, Sagit et al. demonstraram que o tratamento com antioxidantes atenuou a lesão no epitélio da mucosa (9). Estudos recentes apontaram para uma associação entre estresse oxidativo e inflamação na superfície do epitélio do pólipo nasal (10). A seguir, são discutidos em pormenor os factores que são considerados responsáveis pela etiologia do pólipo nasal.

O papel da alergia na etiologia do pólipo nasal

Nenhuma das teorias avançadas para explicar a formação de pólipos nasais foi esclarecida. A alergia está entre elas. Existem 3 factores principais considerados para o papel da alergia no desenvolvimento do pólipo nasal. São eles: a eosinofilia, a concomitância com a asma e a semelhança dos sintomas do pólipo nasal com os sintomas da rinite alérgica. Há predominância de eosinófilos em 80-90% dos pólipos, e a maioria dos pacientes apresenta sinais de rinite alérgica (11). Estudos em pacientes com pólipo nasal relatam a prevalência de alergia entre 10% a 64% (12). Durante muito tempo, pensou-se que a alergia era a causa dos pólipos nasais. A descarga nasal, o edema da mucosa e a eosinofilia estão presentes em ambas as doenças. No entanto, os investigadores não conseguiram apresentar provas absolutas. Alguns estudos envolvendo tecido de pólipos nasais sugerem uma causa não alérgica para a doença. Num estudo que envolveu 6037 doentes, verificou-se que 2,8% dos doentes alérgicos tinham pólipo nasal, enquanto que o pólipo nasal foi detectado em 5,2% dos doentes não alérgicos (13). Para além disso, a prevalência de pólipo nasal entre os doentes com resultados positivos no teste cutâneo por picada varia entre 5-15% (13). Existem muitos estudos que investigaram a associação entre pólipo nasal e alergia. Terzioglu et al. investigaram a ocorrência de alergia em 95 pacientes com pólipo nasal (14). Não encontraram diferenças estatisticamente significativas entre os grupos de doentes e de controlo relativamente às concentrações séricas de IgE total. Sabirov et al. examinaram as concentrações séricas de IgE total em 21 doentes com polipose nasal e 8 controlos saudáveis. Não encontraram diferenças significativas entre os grupos (15). Por outro lado, Voegel et al. examinaram os níveis séricos de IgE total e de eosinófilos no seu estudo, que incluiu 39 doentes e 11 controlos saudáveis, e encontraram níveis séricos de IgE total e de eosinófilos significativamente mais elevados no grupo de doentes em comparação com o grupo de controlo (16). Noutro estudo, Di Lorenzo et al. relataram níveis de eosinófilos significativamente mais elevados em doentes com pólipos nasais em comparação com indivíduos saudáveis (17). No seu estudo, Arbag et al. compararam os níveis séricos de IgE total e de eosinófilos entre os doentes com pólipos nasais e o grupo de controlo (11). Embora não tenham encontrado uma diferença estatisticamente significativa nos níveis séricos de IgE total entre os grupos, encontraram um nível mais elevado de eosinófilos entre os doentes com pólipo nasal. A prevalência de rinite alérgica entre pacientes com pólipo nasal foi relatada como 25%

(9,13), enquanto a positividade do teste Prick foi relatada entre 16-68,5% (13,18). Além disso, os estudos relatam uma frequência significativamente mais elevada de positividade do teste de picada entre os doentes com pólipo nasal em comparação com o grupo de controlo (19,20). Arbag et al. encontraram 42% de positividade do Prick test entre os doentes com pólipo nasal, o que foi significativamente mais elevado em comparação com o grupo de controlo (11).

Em conclusão, os estudos acima mencionados produziram resultados que sugerem um possível papel da alergia na etiopatogénese do pólipo nasal. No entanto, não existe evidência absoluta que indique uma associação exacta.

Pólipo nasal e hipersensibilidade à aspirina

Alguns autores afirmam que a hipersensibilidade à aspirina (HA) tem um papel na etiologia do pólipo nasal. A aspirina, ou o chamado ácido acetilsalicílico, é utilizada habitualmente pelos seus efeitos antipiréticos e analgésicos. Tem também um efeito anticoagulante. Nalguns doentes com AH podem ser observados pólipos nasais; 36-96% dos doentes com AH têm pólipos nasais (21). A AH é encontrada em 4,3-10,9% dos doentes com asma (22). A tríade de Sampter (ST) é uma síndrome caracterizada por asma, pólipo nasal e intolerância à aspirina e/ou medicamentos semelhantes. É também designada por tríade ASA ou Widal. A ST pode agravar o estado clínico dos doentes com asma (21,23). Quando olhamos para a patogénese da AH, trata-se de uma reação alérgica independente da IgE. A principal causa é o metabolismo anormal do ácido araquidónico. Como resultado da inibição da via da ciclo-oxigenase pelo ácido acetilsalicílico, há um aumento da libertação de leucotrienos e mediadores derivados dos eosinófilos a partir dos mastócitos. Isto desencadeia reacções de hipersensibilidade nasal e brônquica (24).

Estudos demonstraram que o pólipo nasal tem um curso mais grave em pacientes com AH em comparação com aqueles sem AH (21,25).

A aspirina pode causar inflamação local através da ativação de mastócitos (26). Em seu estudo, Kowalski et al. relataram que a apoptose é prejudicada em células inflamatórias localizadas no pólipo nasal e na mucosa respiratória, e que, como resultado, os mecanismos de inflamação local são alterados (24). Além disso, eles descobriram que os pacientes com pólipo nasal que também têm AH tinham uma quantidade significativamente menor de células apoptóticas em comparação com outros casos com pólipo.

As metaloproteinases da matriz (MMP) são endopeptidases dependentes do zinco e do cálcio que desempenham um papel nos processos inflamatórios. A MMP-9 funciona na migração dos eosinófilos para o tecido polipoide (27). Um estudo recente mostrou uma frequência significativamente maior do polimorfismo do gene MMP-9 entre pacientes com pólipo nasal que têm AH (28). O AH causa um pólipo nasal mais difuso, tanto clínica quanto radiologicamente. No seu estudo, Erbek et al. encontraram pólipos em estádios significativamente mais elevados e pontuações de tomografia computorizada (TC) mais elevadas em casos com AH (22). A presença de asma também piora a evolução clínica do pólipo nasal. Além disso, a asma apresenta risco de recorrência do pólipo nasal (21,23,29,30). De acordo com os dados do estudo de Erbek et al., a doença tem curso clínico mais grave entre os pacientes com HA. Por esse motivo, recomendaram o acompanhamento rigoroso dos pacientes portadores de HA (22).

Capítulo 2

Associação do pólipo nasal com a matriz metaloproteinase-9

Vários estudos demonstraram uma associação entre o pólipo nasal e a MMP-9. Em geral, pensa-se que a MMP-9 induz a resposta inflamatória e a remodelação (31). A MMP-9 medeia a libertação de proteínas estruturais, a regulação de antiproteases por citocinas e a função intracelular do fator de crescimento associado à matriz (32). Estudos mostram que, embora os tecidos saudáveis tenham níveis normais de MMP-9, a expressão tecidular e os níveis plasmáticos de MMP-9 estão aumentados em doenças pulmonares avançadas, asma, cancro e doença pulmonar obstrutiva crónica (DPOC) (28).

Além disso, há estudos que indicam níveis teciduais mais elevados de MMP-9 em pacientes com pólipo nasal (33).

Após o tratamento cirúrgico do pólipo nasal, a mucosa sofre um processo de cicatrização. Este é um processo dinâmico. O sistema de coagulação, a inflamação, a proliferação celular, a acumulação de matriz e várias citocinas e factores de crescimento participam nesta organização (32). A fibrose é um processo dinâmico que depende do equilíbrio entre as MMP e os inibidores tecidulares das MMP (TIMP). As metaloproteinases funcionam como endopeptidases que reduzem a matriz extracelular. A matriz extracelular (MEC) tem uma função obrigatória na integração dos tecidos, e as MMP são as enzimas proteolíticas mais importantes que contribuem para a degradação e reparação da MEC (34). Foi demonstrado que as metaloproteinases desempenham um papel ativo na remodelação da mucosa respiratória. A MMP-9, uma metaloproteinase também designada por gelatinase B, é ativamente libertada por eosinófilos, monócitos, macrófagos e células derivadas do epitélio e é armazenada nos neutrófilos. Vários estudos investigaram as funções da MMP-9 em vários tecidos. Watelet et al. examinaram a associação da expressão de MMP-9 na MEC com a qualidade da cicatrização e encontraram uma expressão significativamente mais elevada de MMP-9 na MEC entre os doentes com uma cicatrização deficiente em comparação com os doentes com uma cicatrização melhor (32). Além disso, descobriram que a libertação de MMP-9 aumenta durante a cicatrização da ferida e mostraram uma correlação com a concentração de MMP-9 na secreção nasal. Bhandariet al. compararam pólipos nasais com tecidos normais, e encontraram maior concentração de MMP-2 nos pólipos nasais; entretanto, não encontraram diferença nos níveis de MMP-9 entre os dois grupos (35). Por outro lado, em outro estudo, Watelet et al. compararam a coloração de MMP-9 entre pacientes com pólipo nasal e o grupo controle, e encontraram uma coloração epitelial acentuadamente aumentada para MMP-9 em pacientes com pólipo nasal (36). Nesse estudo, que incluiu 36 doentes com pólipo nasal ou sinusite crónica, verificou-se que o nível de MMP-9 era mais elevado nos doentes com sinusite crónica em comparação com os doentes com pólipo nasal. Acar et al. compararam os níveis de MMP-9 entre doentes com pólipo nasal e controlos saudáveis (32). Encontraram um nível significativamente mais elevado de MMP-9 no grupo com pólipo nasal em comparação com o grupo de controlo. Embora o mecanismo exato subjacente à formação de pólipos não seja conhecido, pensa-se que o aumento da MMP pode desempenhar um papel importante no desenvolvimento de pólipos (37).

Outros factores culpados na etiologia do pólipo nasal

Outros factores propostos para desempenhar um papel na etiologia do pólipo nasal incluem bactérias, vírus, distúrbios do metabolismo dos hidratos de carbono e mecanismos auto-imunes. No entanto, o facto de não haver diferença entre os pólipos nasais de doentes atópicos e não atópicos sugere que o pólipo nasal se desenvolve como uma resposta comum a todos estes factores (38). A etiologia do pólipo nasal é multifatorial.

Foi sugerido que pode haver uma predisposição genética quando o pólipo nasal é acompanhado por doenças como a fibrose quística, a síndrome de Kartagener e a síndrome de Young (síndrome do muco hiperviscoso) (39,40,41).

Para além da infeção, dos agentes químicos, do calor e das exposições tóxicas, a pressão também se encontra entre os factores que induzem a formação de pólipos (42). Este é especialmente o caso do seio etmoidal. A lesão da mucosa que a acompanha, o distúrbio na drenagem do seio e a função ciliar prejudicada podem simplesmente causar invasão bacteriana e sinusite (43). A sinusite aumenta a estase venosa e o edema da mucosa, fazendo com que os pólipos aumentem de tamanho (44).

A infeção crónica do nariz e dos seios paranasais é mais frequente nos doentes com pólipos nasais. Os agentes patogénicos mais comuns são os estreptococos 0-hemolíticos, Staphylococcus aureus, Streptococcus pneumoniae Haemophilus influenzae (45). As toxinas estafilocócicas e estreptocócicas actuam como superantigénios e podem causar hiperplasia clonal nos linfócitos. Como resultado, são produzidos anticorpos do tipo IgE contra estas toxinas. Especialmente as citocinas produzidas pelo aumento dos linfócitos Th-1 e Th-2 causam lesões na mucosa nasal. Isto aumenta a inflamação na polipose nasal (46,47,48,49).

Foi também sugerido que os vírus desempenham um papel no desenvolvimento de pólipos nasais. No entanto, estudos relacionados não conseguiram demonstrar claramente esta associação.

Pensa-se que existe uma associação entre a sinusite fúngica alérgica e a polipose nasal. Um estudo que examinou a imunorreactividade antifúngica local na polipose nasal encontrou níveis aumentados de IL-10 (50).

O edema que ocorre nos pólipos nasais é causado pela inflamação que se desenvolve com a contribuição de alguns mediadores químicos, citocinas, factores de crescimento libertados pelas células inflamatórias e receptores endoteliais (51). Vários mediadores como a interleucina (IL)-1B, IL-3, IL-5, IL-8, fator de necrose tumoral-a (TNF-a), molécula de adesão celular vascular-1 (VCAM-1), fator estimulador de colónias de macrófagos granulócitos (GM-CSF), integrina a401, a molécula de adesão intercelular (ICAM)-1, o fator de crescimento endotelial vascular (VEGF) e a eotaxina facilitam o transporte de eosinófilos e basófilos da circulação para a lâmina própria do pólipo, quer direta quer indiretamente (52,53,54). Pensa-se que estes mediadores também contribuem para a formação do pólipo.

Outras teorias propostas para a formação de pólipos nasais incluem desequilíbrio vasomotor, alterações nas moléculas de polissacarídeos e mastocitose nasal.

Associação de pólipos nasais com doenças cardiovasculares

O pólipo nasal é uma doença inflamatória crónica da mucosa nasal e da mucosa dos seios paranasais. Por ser frequentemente bilateral, o pólipo nasal causa obstrução nasal crónica nos doentes afectados. Com o tempo, a obstrução nasal crónica leva ao desenvolvimento de resistência nas vias respiratórias superiores. Esta situação provoca o desenvolvimento de complicações cardiovasculares e hipertensão arterial sistémica nos doentes com pólipo nasal. Estudos envolvendo pacientes com pólipo nasal mostraram o desenvolvimento de hipertensão sistémica e aumento da pressão da artéria pulmonar nestes pacientes (55,56). Embora a razão exata pela qual os pacientes com pólipo nasal têm tendência a doenças cardiovasculares seja desconhecida, existem algumas idéias a respeito. O desenvolvimento de resistência nas vias respiratórias superiores causa hipoventilação alveolar. Isto resulta em hipoxia crónica e hipercapnia. Essa condição continua até o desenvolvimento de complicações cardiovasculares em pacientes com pólipo nasal (57,58). Sagit et al. investigaram a aterosclerose concomitante em pacientes com pólipo nasal (59). Examinaram marcadores precoces de aterosclerose em pacientes com pólipo nasal. Detectaram um aumento da espessura da camada íntima da artéria carótida e um nível reduzido de paraoxonase-1 sérica em doentes com aterosclerose subclínica. Com base nos seus resultados, concluíram que a presença de pólipo nasal poderia acelerar a progressão em doentes com aterosclerose subclínica. Outros estudos mostraram também que o stress oxidativo e a inflamação crónica desempenham papéis importantes no desenvolvimento e na progressão da aterosclerose (60). Ao perturbar a função endotelial normal, o stress oxidativo induz mecanismos pró-trombóticos, pró-inflamatórios, proliferativos e vasoconstritores e resulta em aterosclerose (61).

Como explicado anteriormente, a inflamação crónica e o stress oxidativo têm sido responsabilizados por desempenhar um papel na patogénese do pólipo nasal. Referi que o pólipo nasal provocava o desenvolvimento de resistência nas vias respiratórias superiores e, por conseguinte, apresentava risco de desenvolvimento de asma e de doenças cardiovasculares. Devido a esta associação entre pólipo nasal e doenças cardiovasculares, presumi que alguns marcadores cardíacos associados a doenças cardiovasculares poderiam estar elevados em doentes com pólipo nasal. Por isso, examinei os níveis séricos dos marcadores cardíacos explicados abaixo em pacientes com pólipo nasal.

Capítulo 3

Fator de diferenciação do crescimento -15 (GDF-15)

A superfamília do fator de crescimento transformador-0 (TGF-0) inclui mais de 40 proteínas. A família dos factores de diferenciação do crescimento também faz parte deste grupo (62). Estas proteínas participam no desenvolvimento, diferenciação e reparação tecidular de vários tecidos e órgãos. O GDF-15 é uma proteína segregada com um peso molecular de 12 kDa. A sua função é a hipertrofia cardíaca e a apoptose (63,64). O GDF-15 é secretado em grandes quantidades na placenta e na próstata. No entanto, a sua concentração está abaixo dos limites normais noutros órgãos, incluindo o coração (65,66). A libertação de GDF-15 dos macrófagos é induzida por IL-1, TNF-a e TGF-0. Isto provoca uma redução da ativação dos macrófagos e a supressão da inflamação (65). Além disso, a p53, uma proteína supressora de tumores, aumenta a libertação de GDF-15. A proteína p53 apresenta um efeito inibitório no crescimento das células tumorais (66). Em comparação com a p53, os efeitos inibitórios do GDF-15 sobre o crescimento são únicos porque, após a sua secreção, o GDF-15 actua como mensageiro extracelular nas células vizinhas. No seu estudo, Kemph et al. detectaram que o GDF-15 é rapidamente segregado dos cardiomiócitos em estados de isquémia-reperfusão (64). Além disso, o GDF-15 é segregado em doenças cardiovasculares como a aterosclerose e a insuficiência cardíaca, que desencadeiam o stress oxidativo (67). Estudos experimentais indicaram que o GDF-15 é uma molécula protetora do coração (62). As funções mais importantes do GDF-15 no organismo são os seus efeitos anti-inflamatórios, anti-crescimento e anti-apoptóticos (Figura 1). Como já foi referido, o GDF-15 é uma proteína que pertence à família do TGF-0. No entanto, os efeitos da superfamília TGF-0 no coração são opostos aos efeitos do GDF-15. Com base na informação atual, o GDF-15 é a única proteína da superfamília TGF-0 que tem um papel cardioprotector no coração adulto. Estudos realizados por Xu et al. e Kemph et al. indicaram o GDF-15 como uma proteína cardioprotectora promissora para a insuficiência cardíaca e estados de isquemia/reperfusão (63,64). Em condições normais, o GDF-15 não é secretado no coração. No entanto, a sua secreção é fortemente estimulada com isquémia e reperfusão experimentais. De facto, um estudo demonstrou que o GDF-15 é um biomarcador importante em algumas formas de enfarte do miocárdio (68). O mesmo estudo relatou que o GDF-15 é um marcador independente que indica o risco de mortalidade em pacientes que tiveram infarto do miocárdio. Níveis elevados de GDF-15 indicam um mau prognóstico em doentes com enfarte do miocárdio. O nível plasmático de GDF-15 aumenta em resposta à inflamação. É possível que o aumento dos níveis de GDF-15 devido a várias patologias possa dar informações sobre a gravidade da doença.

Figura 1: Demonstração dos legitimadores e das funções do GDF-15.

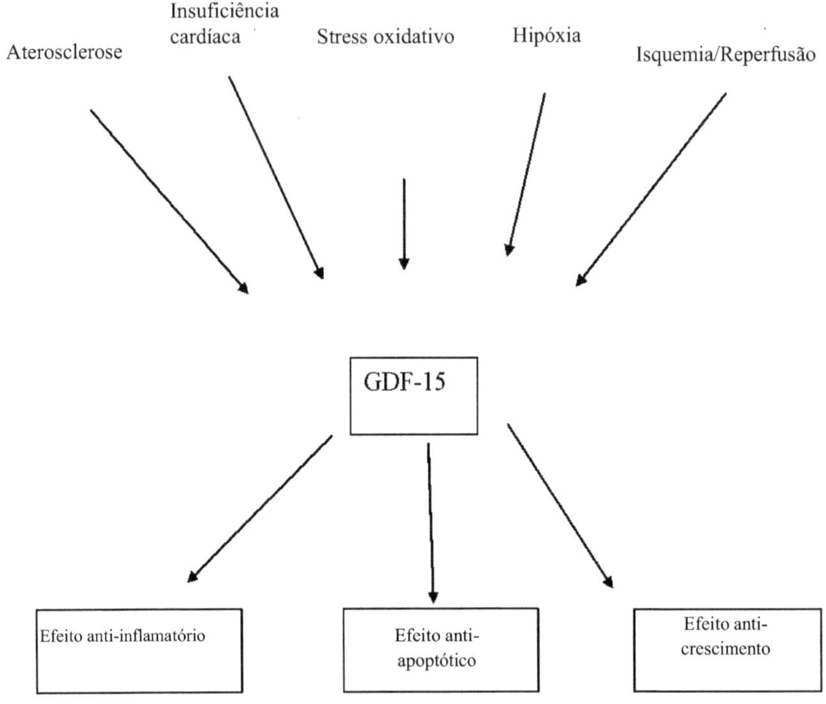

Albumina modificada por isquémia (IMA)

A IMA é um marcador ideal de isquemia. O IMA é uma forma de albumina humana. Os aminoácidos N-terminais sofrem modificações apenas durante os estados de isquémia (69). Esta modificação reduz a afinidade da albumina plasmática em relação a metais pesados como o cobalto. Bhagwan et al. verificaram que o nível de IMA está aumentado antes da elevação dos níveis de troponina cardíaca em estados de isquémia coronária (70). No entanto, o IMA é geralmente um indicador de stress oxidativo. Existe pouca informação sobre as concentrações de IMA na isquémia não cardíaca. Foi relatado que o IMA aumenta em doenças renais e hepáticas, acidente vascular cerebral e algumas neoplasias (71). Num estudo que envolveu corredores de maratona, o nível de IMA não aumentou logo após a maratona. Com base nesta descoberta, determinaram que a isquémia que ocorre após o exercício no músculo esquelético não causou alterações no nível de IMA. Além disso, detectaram um aumento significativo do nível de IMA 24-48 horas após a corrida. Pensou-se que este facto resultava da isquemia gastrointestinal latente induzida pelo exercício (72). O IMA é geralmente aceite como um marcador precoce de isquemia, mas especialmente como um marcador de isquemia cardíaca. O principal fator na formação da IMA é a interação entre a albumina e as espécies reactivas de oxigénio. As espécies reactivas de oxigénio produzidas durante condições isquémicas como a rutura de uma placa aterosclerótica ou o aumento da carga cardíaca reagem com a parte N-terminal dos resíduos proteicos da macromolécula de albumina, dando origem à IMA. Embora esta seja uma visão geralmente aceite, não foi confirmada, o que sugere que outros factores podem também desempenhar um papel na geração de IMA (73). Um estudo encontrou níveis significativamente mais elevados de IMA em pacientes com apneia obstrutiva do sono (74). Durante estados de acidose, lesão por radicais livres e hipóxia, os níveis de IMA atingem o pico em 6-12 horas e voltam ao normal em 24 horas (75). Na apneia obstrutiva do sono, os ataques recorrentes de apneia e hipopneia induzem stress oxidativo, o que provoca um aumento dos níveis de IMA. A polipose nasal é uma doença inflamatória crónica que envolve as vias respiratórias. O stress oxidativo pode também afetar os níveis séricos de IMA em doentes com pólipo nasal e apneia obstrutiva do sono.

Péptido natriurético de tipo B (BNP)

O BNP é uma hormona segregada principalmente pelo coração. O BNP é normalmente segregado durante estados hemodinâmicos perturbados e inflamação (76).

Estudos demonstraram que o BNP inibe a fragmentação do DNA apoptótico (77). D'Souza et al. relataram que a sinalização do canal BNP/mKATP constituía um importante mecanismo de limitação de lesões durante a isquemia do miocárdio (78). Pensa-se que o BNP exerce este efeito através da redução das espécies reactivas de oxigénio e da manutenção do canal mKATL aberto.

O BNP é um membro da família dos péptidos natriuréticos. O BNP tem funções importantes relacionadas com a broncodilatação, a permeabilidade pulmonar e a produção de surfactante (79). O nível plasmático de BNP está aumentado em doentes com doença pulmonar obstrutiva crónica estável sem hipertensão pulmonar ou cor pulmonale (80). Kita et al. mediram os níveis séricos noturnos de BNP utilizando um cateter em doentes com apneia obstrutiva do sono (81). Encontraram níveis de BNP ligeiramente elevados em doentes com apneia obstrutiva do sono grave. Detectaram uma redução nos níveis séricos de BNP destes doentes após o tratamento com pressão positiva contínua nas vias respiratórias (CPAP). Pelo contrário, Moller et al. não encontraram aumento dos níveis de BNP em doentes com apneia obstrutiva do sono quando medidos antes e depois do sono (82). O nível plasmático de BNP está relacionado com a função cardíaca em adultos com insuficiência cardíaca congestiva. Estudos demonstraram que o stress oxidativo sistémico provoca a progressão de doenças cardiovasculares, acompanhada de lesão de isquemia-reperfusão, aterosclerose e insuficiência cardíaca (83). Alguns autores defendem que o aumento do nível sérico de BNP na disfunção miocárdica é causado pelo stress oxidativo (84). Pensa-se que a disfunção ventricular que se desenvolve devido à miocardite aumenta o stress oxidativo. Como resultado, a capacidade cardíaca comprometida leva à libertação de BNP do ventrículo, o que provoca um aumento dos níveis séricos de BNP (84). Além disso, o BNP também pode aumentar devido à libertação de IL-1 e TNF em doentes com miocardite.

Conceção do estudo

Os pólipos nasais (PN) são uma doença inflamatória do trato respiratório superior que afecta 1-4% da população em geral [2]. Embora a fisiopatologia da PN não tenha sido claramente definida, considera-se que a inflamação faz parte da sua etiologia. Após o desenvolvimento da inflamação, os neutrófilos migram para o local inflamado e produzem espécies reactivas de oxigénio (ROS), que têm efeitos bactericidas (85). Qualquer desequilíbrio entre a produção de ROS e de antioxidantes conduz ao stress oxidativo. Como resultado da sobrecarga oxidativa, desenvolvem-se danos celulares, apoptose e, finalmente, inflamação crónica (86-88). Em estudos sobre antioxidantes, foram encontradas provas do papel do stress oxidativo na patogénese da PN (89)

Os marcadores cardíacos de stress oxidativo, que também têm um papel importante na etiologia da PN, incluem o GDF-15, o BNP e o IMA. O fator de diferenciação do crescimento 15 (GDF-15) contribui para a hipertrofia e apoptose cardíacas (62) e a sua libertação aumenta substancialmente em condições que desencadeiam o stress oxidativo, como a insuficiência cardíaca e a aterosclerose (63). O péptido natriurético cerebral (BNP), um membro da família dos péptidos natriuréticos, é um excelente indicador de stress cardíaco subclínico (90). A albumina modificada por isquemia (IMA) é um biomarcador de isquemia cardíaca; a sua produção é desencadeada pela interação entre a albumina e as ERO (91)

O objetivo deste estudo foi avaliar os níveis séricos de GDF-15, BNP e IMA em doentes com PN e compará-los com os de indivíduos saudáveis.

Material e métodos

Este foi um estudo prospetivo que incluiu 41 pacientes com PN e 48 controles saudáveis, todos com idades entre 18 e 65 anos e encaminhados ao Departamento de Otorrinolaringologia, Cirurgia de Cabeça e Pescoço, entre janeiro de 2014 e fevereiro de 2015. Exames detalhados de ouvido, nariz, garganta e físico foram feitos em ambos os grupos. Os critérios de exclusão incluíram infeção aguda, doença cardiopulmonar, doença renal, doenças autoimunes, disfunção hepática, tendências hemorrágicas e gravidez ou amamentação. Foi obtido o consentimento informado de cada sujeito e a aprovação do comité de ética local.

Os sintomas nasais relacionados com os pólipos nasais (obstrução, anosmia, espirros, rinorreia, prurido) foram pontuados de 0 a 3: 0 para ausência de sintomas, 1 para sintomas ligeiros, 2 para sintomas moderados e 3 para sintomas graves, de modo a que a pontuação máxima dos sintomas nasais fosse 15 (92)

Primeiro, os pólipos nasais foram detectados endoscopicamente após o exame da cavidade nasal no grupo de estudo. Após o exame endoscópico, foi efectuada uma tomografia dos seios paranasais. Os achados na tomografia computorizada (TC) foram classificados de acordo com a classificação de Lund-Mackay (93). As anormalidades da mucosa foram classificadas como zero (nenhuma anormalidade), um (opacificação parcial) ou dois (opacificação total) dos seios frontal, maxilar, etmoide anterior, etmoide posterior e esfenoidal, bilateralmente. Os complexos ostiomeatais foram classificados bilateralmente como zero (não ocluídos) ou dois (ocluídos). A pontuação máxima da TC foi de 24.

Após o diagnóstico de PN por exame endoscópico e tomografia, todos os indivíduos do grupo PN foram submetidos a cirurgia endoscópica funcional dos seios paranasais. Todos os espécimes foram examinados patologicamente. O diagnóstico de pólipos nasais foi finalmente confirmado por exame anatomopatológico.

Após jejum de 12 horas, foi colhido sangue venoso (3 mL) e centrifugado (3.000 rpm, 10 min) para coleta de soro. As amostras de sangue foram coletadas antes da cirurgia endoscópica do seio maxilar no grupo NP. O soro foi armazenado a -80 °C até ser testado. Foram utilizados kits comerciais de ensaio de imunoabsorção enzimática (ELISA) para medir o BNP humano (Ray Biotech, Inc., EUA), o GDF-15 (BioVendor, Brno, República Checa) e o IMA humano (ELABSCIENCE, Wuhan, Província de Hubei, China). As medições foram efectuadas utilizando os comprimentos de onda adequados num leitor de microplacas (Bio-Tek Instruments, ELx800, EUA), seguindo as instruções do ensaio. Todos os outros parâmetros foram medidos utilizando métodos laboratoriais normalizados no laboratório central.

Análise estatística

A análise dos dados foi efectuada utilizando o software SPSS (ver. 18.0; SPSS Inc., Chicago, IL, EUA). Os dados são apresentados como médias ± desvio-padrão ou percentagens (contagens), conforme apropriado, salvo indicação em contrário. Foi utilizado o teste de Kolmogorov-Smirnov de uma amostra para testar a normalidade dos dados. Com exceção dos valores de GDF-15 e da percentagem de eosinofilia, todas as outras variáveis contínuas apresentaram uma distribuição normal. As comparações dos gorups em relação às variáveis contínuas normalmente distribuídas foram efectuadas através do teste t de Student e da ANOVA, enquanto o GDF-15 e a percentagem de eosinófilos foram analisados com os testes Mann Whitney-U e Kruskal Wallis, respetivamente; e para as variáveis categóricas, foi utilizado o teste x^2 . Os coeficientes de correlação foram obtidos utilizando o teste de correlação de Pearson. Um valor de $p < 0,05$ foi considerado para indicar significância estatística.

Capítulo 4

Resultados

O estudo incluiu 41 doentes com PN (16 do sexo feminino, 25 do sexo masculino) e 48 indivíduos saudáveis com a mesma idade e género (21 do sexo feminino, 27 do sexo masculino). Os grupos eram semelhantes em termos de idade e sexo (Tabela 1). O escore médio de sintomas nasais e o escore de TC dos pacientes com PN foram 9,98±2,63 e 16,32±3,70, respetivamente. O valor médio de GDF-15 sérico do grupo com PN foi significativamente maior do que o do grupo controle (1463 ± 248 vs. 716 ± 126 ng/L; p < 0,001; fig. 1). Os valores médios de BNP sérico foram 10,03 ± 1,02 pg/mL para o grupo NP e 7,82 ± 0,67 pg/mL para o grupo controlo, respetivamente (p < 0,001; Fig. 2). O valor médio de IMA do grupo NP diferiu significativamente do valor do grupo de controlo (5,86 ± 0,94 vs. 4,37 ± 0,64 ng/mL; p < 0,001; Fig. 3). Entre todos os indivíduos, os valores séricos de GDF-15 foram significativamente correlacionados com IMA sérico (r = 0,803, p < 0,001) e BNP sérico (r = 0,806, p < 0,001) (Figuras 4 e 5.) Além disso, os valores séricos de IMA e BNP foram significativamente correlacionados (r = 0,635, p < 0,001) (Figura 6). As análises de correlação foram válidas separadamente para o grupo NP e para o grupo controle.

Descobrimos que tanto o escore de sintomas nasais quanto o escore de TC estavam significativamente correlacionados com os valores séricos de GDF-15 (r=0,598 e p<0,001; r=0,586 e p<0,001, respetivamente) e IMA (r=0,509 e p<0,005; r=0,529 e p<0,001, respetivamente) entre os pacientes com PN, mas não estavam correlacionados com os níveis séricos de BNP (p=0,927 e p=0,832, respetivamente). Verificámos que a percentagem de eosinófilos estava moderadamente correlacionada com o GDF-15 (r=0,498 e p<0,001) e o IMA (r=0,477 e p<0,001), mas fracamente correlacionada com o BNP (r=0,266 e p<0,05) em todos os indivíduos.

Subclassificamos os pacientes com PN como pacientes com PN com ou sem rinite alérgica (Tabela 2). Os escores de sintomas e de TC dos pacientes com rinite alérgica foram significativamente maiores do que os dos pacientes sem rinite alérgica (valores de p < 0,001 e < 0,001, respetivamente). O nível de GDF-15 e IMA foi significativamente maior em pacientes com rinite alérgica (p<0,001). Os níveis de BNP foram semelhantes entre os pacientes com e sem rinite alérgica. Subdividimos os pacientes com PN de acordo com a porcentagem de eosinófilos no sangue periférico (mais de 5% e outros) (Tabela 3). Os pacientes com porcentagem de eosinófilos >5% apresentaram escores nasais e de TC significativamente maiores do que os pacientes com porcentagem de eosinófilos <5% (valores de p <0,001 e <0,005, respetivamente). O nível de GDF-15 e IMA foi significativamente maior em pacientes com porcentagem de eosinófilos >5% (p<0,001). Os níveis de BNP foram semelhantes em cada grupo. Dos pacientes com PN, 10 pacientes tinham diagnóstico concomitante de asma. Os valores médios de GDF-15, BNP e IMA dos doentes com asma foram de 1780±38 pg/ml, 11,10±1,31 pg/ml e 6,59±0,76 ng/ml, respetivamente. Verificou-se que os doentes com asma apresentavam níveis significativamente mais elevados de valores de GDF-15, BNP e IMA em comparação com os doentes sem asma (valores de p <0,001, <0,01 e <0,005, respetivamente).

Tabela 1. Caraterísticas demográficas e laboratoriais dos indivíduos do estudo.

	Controlo (n=48)	**Grupo NP sem rinite alérgica (n=17)**	**Grupo NP com rinite alérgica (n=24)**	**Valor de p para o grupo de controlo vs. grupo NP**	**Valor de p para controlo vs. NP sem RA**	**Valor de p para controlo vs. NP com RA**	**Valor p para NP sem RA vs. NP com RA**

Idade (anos)	45.6 ±8.7	43.7±2.6	44.3±3.7	0.923	0.182	0.359	0.607
Sexo (M/F)(%)	27/21 (56/44)	10/7 (59/41)	15/9 (62/38)	0.879	0.854	0.612	0.812
GDF- 15(pg/ml)	716 ± 126	1253±14 0	1611±194	<0.001	<0.001	<0.001	<0.001
IMA(ng/ml)	4.37 ± 0.64	5.18±0.80	6.35±0.73	<0.001	<0.001	<0.001	<0.001
BNP(pg/ml)	7.82 ± 0.67	9.88±0.48	10.15±1.27	<0.001	<0.001	<0.001	0.336
Percentagem de eosinófilos (%)	3.6±1.1	3.7±0.8	6.0±2.4	<0.001	0.692	<0.001	<0.005

Figura 1: Valores séricos de GDF-15 em doentes com pólipos nasais versus controlos.

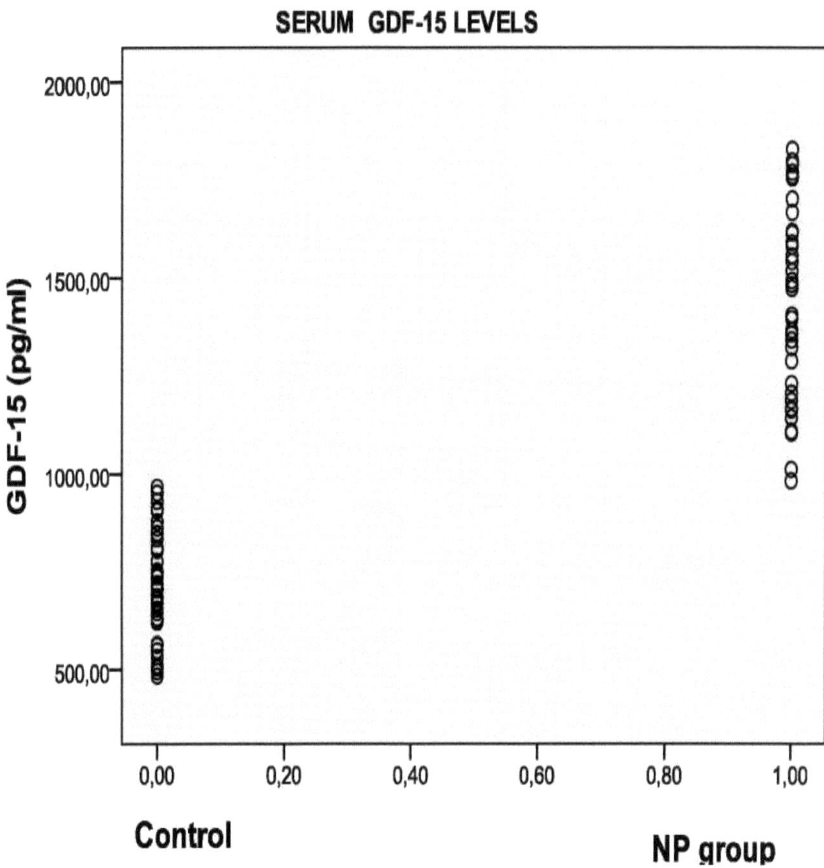

Figura 2: Valores séricos de BNP em doentes com pólipos nasais versus controlos.

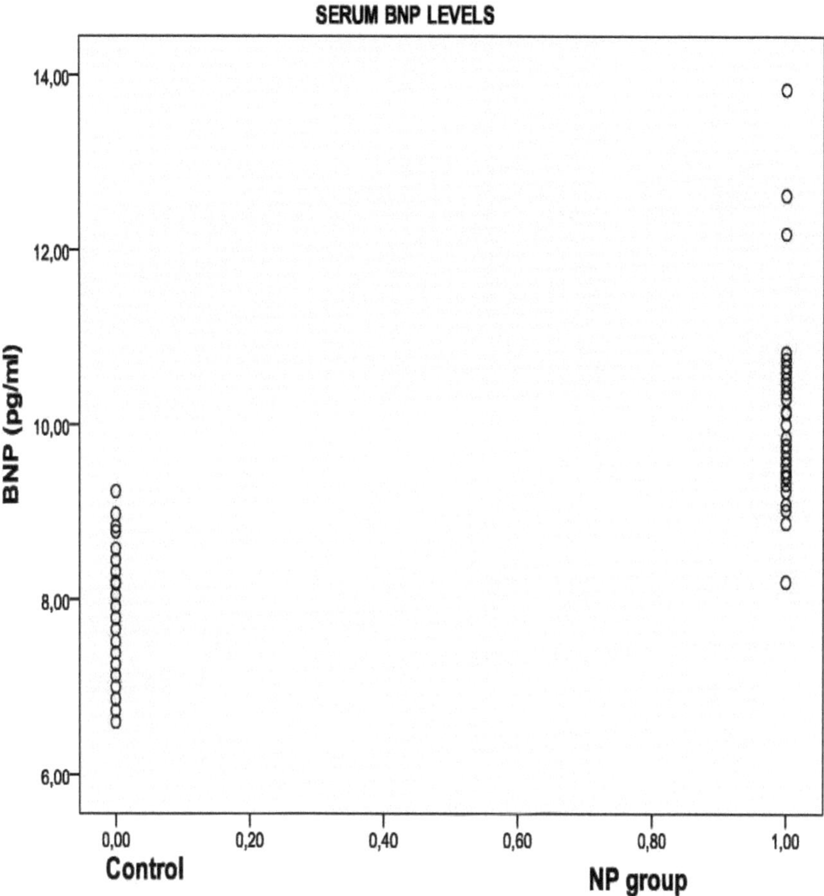

Figura 3: Valores séricos de IMA em doentes com pólipos nasais versus controlos.

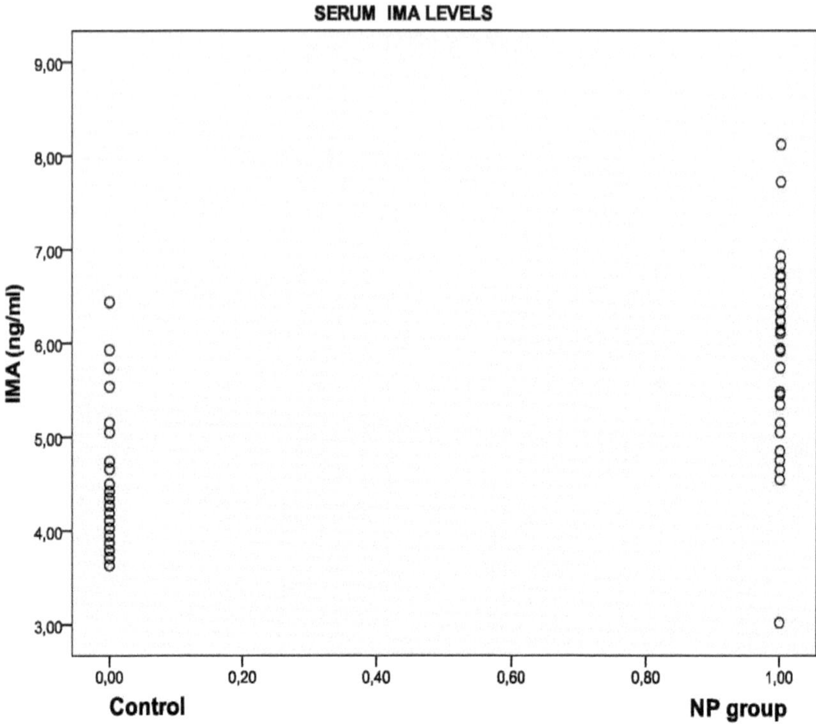

Figura-4: Em todos os indivíduos, os valores séricos de GDF-15 foram significativamente correlacionados com os valores séricos de IMA (r=0,803, p=0,000).

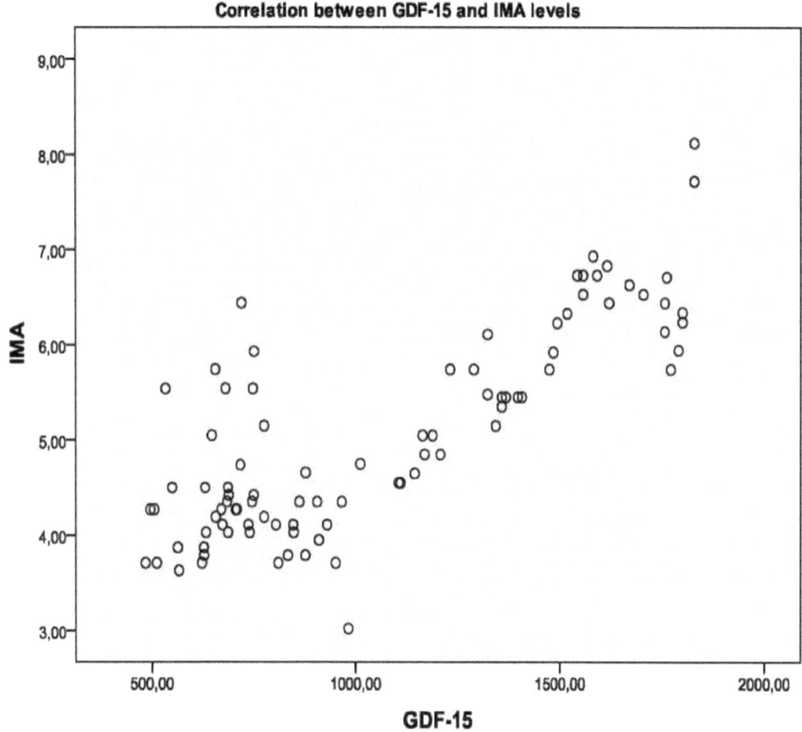

Figura-5: Entre todos os indivíduos, os valores séricos de GDF-15 foram significativamente correlacionados com os valores séricos de BNP (r=0,806, p=0,000).

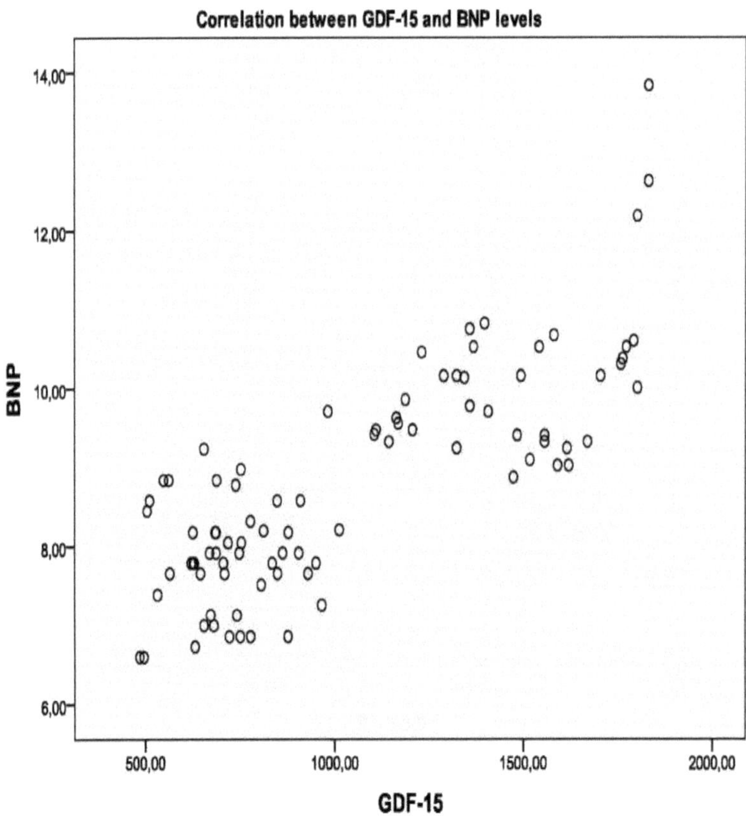

Figura-6: Houve uma correlação estatisticamente significativa entre os valores séricos de IMA e BNP (r=0,635, p=0,000).

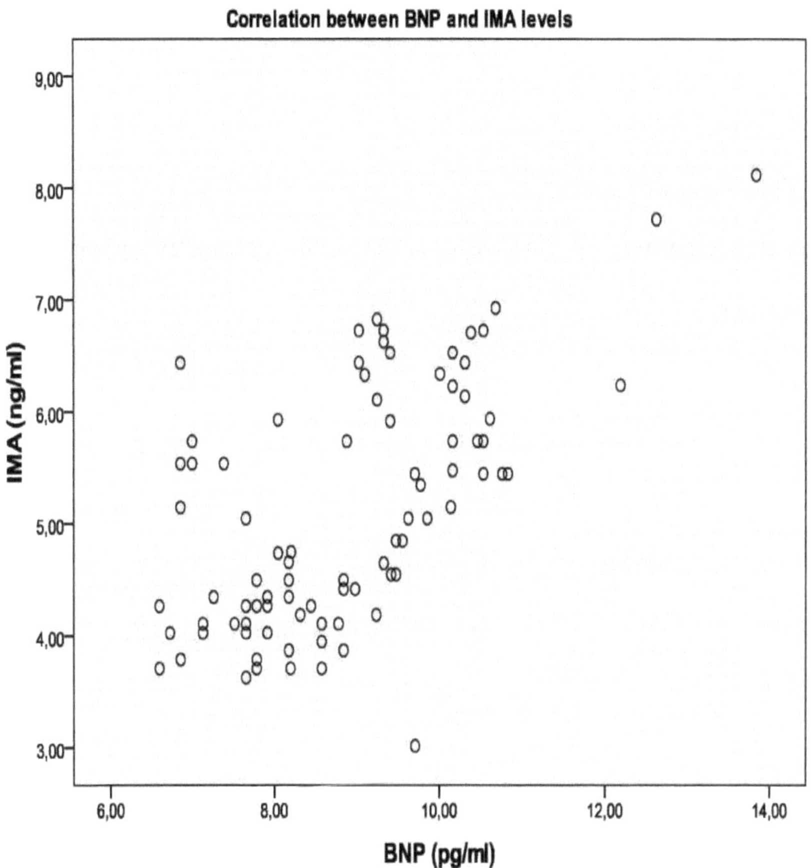

Tabela 2: O nível de GDF-15, BNP e IMA no grupo NP com e sem rinite alérgica e com asma.

	Rinite alérgica Ausente (n=17)	Rinite alérgica Presente (n=24)	valor p	escore z	NP com asma	P valor

GDF-15	1253±140	1611±194	<0.001	-4.619	1780±38	<0.001
IMA (ng/ml)	5.18±0.80	6.35±0.73	<0.001	-4.067	6.59±0.76	<0.005
BNP (pg/ml)	9.88±0.48	10.15±1.27	0.947	-0.066	11.10±1.31	<0.001

NP: Pólipo nasal; w/o: sem

Tabela-3: Nível de GDF-15, IMA e BNP no grupo NP e correlação com a persistência de eosinófilos.

	Percentagem de número de eosinófilos <5% (n=30)	Percentagem de número de eosinófilos >5%(n=11)	valor p	escore z
GDF-15	1397±221	1641±238	<0.005	-2.987
IMA (ng/ml)	5.60±0.83	6.58±0.90	<0.005	-2.931
BNP (pg/ml)	9.91±0.69	10.39±1.61	0.489	-0.692

Capítulo 5

Discussão

Neste estudo, verificámos que os indivíduos com NP têm valores séricos de GDF-15, BNP e IMA significativamente mais elevados do que os indivíduos saudáveis e que os valores séricos de GDF-15, BNP e IMA estão correlacionados tanto nos doentes com NP como nos controlos. Tanto quanto é do nosso conhecimento, este é o primeiro estudo a examinar os valores séricos de GDF-15, BNP e IMA em indivíduos com PN.

A etiologia da NP não é totalmente compreendida, mas estudos histológicos implicaram múltiplos factores. Várias moléculas de adesão, citocinas e células inflamatórias participam no desenvolvimento da NP e na sua renovação (2). Embora a fisiopatologia não tenha sido claramente demonstrada, os estudos demonstram que o stress oxidativo desempenha um papel importante (7).

O fator de diferenciação do crescimento-15 é um membro recentemente definido da superfamília do fator de crescimento transformador-0 (TGF-0) (62). A libertação de GDF-15 dos miócitos aumenta com a indução de isquemia, espécies reactivas de oxigénio e citocinas pró-inflamatórias (64). Embora a secreção de GDF-15 do coração adulto seja normalmente observada, é substancialmente induzida pela lesão experimental de isquémia e reperfusão (64). O limite superior do GDF-15 sérico em indivíduos saudáveis é de 1200 ng/L. Kempf et al. detectaram níveis mais elevados de GDF-15 em doentes com idade avançada, diabetes e enfarte do miocárdio anterior num estudo de doentes com enfarte do miocárdio com elevação do segmento ST (94). No mesmo estudo, verificaram que os níveis de GDF-15 estavam significativamente correlacionados com pressão arterial sistólica mais baixa, aumento da frequência cardíaca, classificação de Killip > 1 e BNP.

No nosso estudo, o valor médio de GDF-15 nos doentes com PN foi de 1463 ± 248 ng/L, acima do limite superior normal e aproximadamente o dobro do valor nos controlos. Tanto quanto é do nosso conhecimento, os níveis de GDF-15 em doentes com PN não foram previamente descritos. Sabe-se que a expressão de GDF-15, um marcador de stress cardíaco, aumenta em patologias cardíacas que conduzem ao stress oxidativo, como as síndromes coronárias agudas e a fibrilhação auricular. Assim, o aumento dos níveis de GDF-15 em doentes com NP indica que a NP aumentou o stress oxidativo.

O BNP é uma hormona segregada principalmente pelo coração; a secreção de BNP aumenta geralmente em estados hemodinâmicos deteriorados e na inflamação (76). Tem sido utilizado para reduzir a pressão de enchimento cardíaco e para aumentar a taxa de filtração glomerular (95). Além disso, os níveis plasmáticos de BNP reflectem a função cardíaca em adultos com insuficiência cardíaca congestiva (96). Takeuchi et al. verificaram que os níveis de BNP aumentaram significativamente nas fases iniciais da doença de Kawasaki (84) e atribuíram o aumento dos níveis de BNP à disfunção miocárdica e ao stress oxidativo resultante (84). No nosso estudo, verificámos que os doentes com NP tinham níveis de BNP significativamente mais elevados do que os controlos, mas os níveis de BNP estavam dentro dos limites da normalidade em ambos os grupos.

A IMA é uma forma modificada N-terminal da albumina produzida em resposta à isquemia e um importante indicador de stress oxidativo (69). A modificação resulta da interação entre a albumina e as ROS produzidas em estados isquémicos, como os que se seguem à rutura da placa ateromatosa. Apesar de ser uma teoria amplamente aceite, ainda não foi claramente demonstrada, e outras condições para além da isquémia podem também induzir a secreção de IMA (73). No nosso estudo, verificámos que os doentes com NP tinham níveis de IMA significativamente mais elevados do que os controlos, mas os níveis de IMA estavam dentro dos valores normais em ambos os grupos. O papel da IMA em doenças isquémicas e não isquémicas foi confirmado em estudos anteriores (97,98). Em conjunto, os níveis elevados de IMA em doentes com uma doença não isquémica também indicam uma etiologia não cardíaca, provavelmente também envolvendo stress oxidativo e inflamação sistémica (98,99,100). Como o stress oxidativo desempenha provavelmente um papel importante na patogénese da PN, inferimos que o aumento dos níveis de GDF-15, BNP e IMA nos doentes com PN resulta de um aumento do stress oxidativo.

Os estudos sobre a PN têm-se centrado sobretudo no edema da mucosa, que se pensa desenvolver-se devido a uma deficiência no transporte de iões no epitélio (8). As perturbações das bombas de transporte de iões conduzem a edema intracelular e a desregulação das funções celulares.

Foi relatado que os oxidantes prejudicam as bombas de transporte de iões na membrana celular, resultando num aumento do sódio intracelular e numa diminuição do potássio intracelular (101). A importância da lesão epitelial nos estágios iniciais da formação de pólipos é clara nos estudos de Norlander et al. sobre a mucosa sinusal (102). Apoiando as nossas inferências, Dagli et al. relataram que os radicais livres de oxigénio induzem edema da mucosa tanto nas fases iniciais como nas fases posteriores do desenvolvimento do pólipo nasal (8). Carpagnano et al. examinaram os níveis de interleucina-6 (IL-6) e IL-4 no condensado do ar expirado nasal e oral de indivíduos saudáveis e de indivíduos com PN (103), que eram significativamente mais elevados em doentes com PN, sugerindo que estas citocinas podem ser indicadores de stress oxidativo e inflamação em doentes com

PN. Sagit et al. verificaram que os antioxidantes (vitaminas A, C, E e selénio) diminuíam os níveis de malondialdeído, um marcador de stress oxidativo, em amostras de soro e tecido de doentes com PN que também tomavam esteróides intranasais (9), sugerindo que os antioxidantes poderiam ser úteis para o tratamento da PN.

No nosso estudo, os níveis de GDF-15, BNP e IMA estavam significativamente correlacionados em ambos os grupos. Santhanakrishnan et al. verificaram que os valores de GDF-15 e NT-proBNP eram significativamente mais elevados tanto em doentes com insuficiência cardíaca com fração de ejeção baixa (HFREF) como naqueles com fração de ejeção preservada (HFPEF), em comparação com os controlos (104). Os valores de GDF-15 foram predominantemente mais elevados nos doentes com ICFEP, o que os autores atribuíram a um aumento da inflamação sistémica, enquanto os valores de NT-proBNP foram significativamente mais elevados nos doentes com ICFEP. Concluíram que o aumento do GDF-15 era um marcador de inflamação sistémica, enquanto o aumento do NT-proBNP era um indicador de stress da parede miocárdica.

Fan et al. verificaram que o GDF-15 sérico, o IMA e a proteína plasmática associada à gravidez (PAPP-A) estavam aumentados em doentes com doença arterial coronária (DAC) (105). Além disso, o GDF-15 era mais sensível e específico no diagnóstico precoce e na estratificação do risco de DAC.

Num estudo realizado por Kim e colegas (106), verificou-se que os doentes com sinusite crónica eosinofílica com pólipo nasal apresentavam inflamação sinusal difusa e bilateral. Enquanto que os doentes com sinusite crónica não eosinofílica com pólipo nasal apresentavam inflamação localizada e unilateral dos seios nasais. A eosinofilia é um marcador bem conhecido de estimulação alérgica contínua. No nosso estudo, 27% dos doentes com PN (n=11) apresentavam uma percentagem de eosinófilos >5% no hemograma completo. Esse grupo de pacientes com PN apresentou o nível mais alto de GDF-15 sérico, IMA, sintomas nasais e escores de TC em comparação com os pacientes com porcentagem de eosinófilos de <5%. Estes achados confirmaram que um nível mais elevado de inflamação e de antecedentes alérgicos, que produzem mais sintomas e alterações estruturais demonstradas pela pontuação na TC, conduzem a uma maior hipoxia e stress oxidativo, que são medidos por GDF-15 e IMA séricos mais elevados.

A asma é frequentemente observada em conjunto com polipose nasal e rinite alérgica. O estudo de Tokunaga et al. mostrou que indivíduos com rinossinusite crônica com PN apresentavam infiltração eosinofílica mais intensa e níveis de citocinas de células T helper, além de maior freqüência de diagnóstico concomitante de asma (107). E a presença de asma esteve relacionada a maior escore de sintomas e recorrência. Em nosso estudo, também verificamos que pacientes com PN e asma apresentavam níveis séricos mais elevados de GDF-15, BNP e IMA. Além disso, eles apresentaram maior escore de sintomas em comparação com pacientes com PN sem asma. Todos estes resultados implicam a importância do stress endógeno subjacente e do processo inflamatório devido à PN e ao seu componente alérgico no aumento destes marcadores.

O GDF-15, o BNP e o IMA são biomarcadores frequentemente utilizados no diagnóstico precoce e no seguimento de doenças cardiovasculares. Uma vez que a secreção destes marcadores está intimamente relacionada com o stress oxidativo e a inflamação, examinámos os seus níveis séricos em doentes com NP. Em particular, os níveis de GDF-15 foram significativamente mais elevados do que o intervalo normal, enquanto o BNP e o IMA estavam dentro dos intervalos normais, mas mais elevados do que nos controlos. Concluímos que os valores mais elevados de GDF-15 em doentes com NP resultam de um aumento da inflamação sistémica e do stress oxidativo. Em conclusão, os níveis séricos de GDF-15, BNP e IMA foram examinados em doentes com NP. Ao contrário dos outros biomarcadores, os níveis séricos de GDF-15 eram muito mais elevados nos doentes com NP, apoiando a hipótese de que o stress oxidativo e a inflamação crónica estão envolvidos na patogénese da NP.

REFERÊNCIAS

ileri F. Nazal Polipozis. In: Gergeker M (eds). Kulak Burun Bogaz Hastaliklari ve Ba§ Boyun Cerrahisi.lst ed. Ankara; Nobel Tip Kitabevi, 2014:395-400.

Pawankar R Polipose nasal: uma atualização: revisão editorial. Curr Opin Allergy Clin Immunol 2003 ;3:1-6.

Stammberger H. Exame e endoscopia do nariz e seios paranasais. In: Mygind N, Lildholdt T (eds). Nasal Poliposis An Inflammatory Disease and Its Treatment (Polipose nasal: uma doença inflamatória e o seu tratamento). Copenhaga; Munksgaard, 1997:120-136.

Settipane GA. Epidemiologia dos pólipos nasais. In: Settipane GA, Lund VJ, Bernstein JM, Tos M (eds). Pólipos nasais: Epidemiologia, patogénese e tratamento. Rhode Island; Ocean Side Publications 1997:17-24.

Cérebro JD. Historical background. In: Settipane GA, Lund VJ, Bernstein JM, Tos M (eds). Pólipos nasais: epidemiologia, patogénese e tratamento. Rhode - Island; Ocean Side Publications 1997:7-15.

Larsen K. A relação clínica dos pólipos nasais com a asma. In:Settipane GA. Lund VJ, Bernstein JM, Tos M (eds). Pólipos nasais: epidemiologia, patogénese e tratamento. Rhode -Island; Ocean Side Publications 1997:97-104.

Hao W, Zhu Y, Meng L, Ni C, Yang J, Zhou H. Atividade sérica da paraoxonase arilesterase e estado oxidativo em doentes com pólipo na sal. Eur Arch Otorhinolaryngol. 2013;270:1861-1865.

Dagli M, Eryilmaz A, Besler T, Akmansu H, Acar A, Korkmaz H. Role of free radicals and antioxidants in nasal polyps. Laryngoscope. 2004;114(7):1200-1203.

. Sagit M, Erdamar H, Saka C, Yalcin S, Akin I. Efeito dos antioxidantes no resultado clínico de pacientes com polipose nasal. J Laryngol Otol 2011;125(8):811-815.

Jeanson L, Kelly M, Coste A, Guerrera IC, Fritsch J, Nguyen-Khoa T, Baudouin-Legros M, Papon JF, Zadigue P, Pruliere-Escabasse V, Amselem S, Escudier E, Edelman A (2012) O stress oxidativo induz uma resposta proteica desdobrável e inflamação na polipose nasal. Allergy. 2012; 67(3):403-412.

Hamdi Arbag, Gökhan Kurnaz, Mehmet Akif Eryilmaz. O papel da alergia na etiologia da polipose nasal. Seljuk Üniv Tip Derg 2011;27(2):59-61.

Eskiizmir G, Ünlü H. Nazal polipoziste medikal tedavinin rolü. TKBBV Akademi Toplantilari Mezuniyet Sonrasi Egitim Kitaplari Serisi, Nazal Polipler; Deomed Yayincilik. Ankara; 2007:121-31.

Settipane GA, Chafee FH. Pólipos nasais na asma e rinite. J Allergy Clin Immunol. 1977; 59:17-21.

Sin A, Terzioglu E, Kokuludag A, Veral A. et al. A alergia como fator etiológico da polipose nasal. J. invest Allergol. Clin. Immunol. 1997;7:234-37.

Sabirov A, Hamilton RG, Jacobs JB, Hillman DE, Lebowitz RA, Watts JD, et al. Papel da imunoglobulina E local específica para Alternaria alternata na patogénese da polipose nasal. Laryngoscope. 2008;118(1): 4-9.

Vogel M, Hedman J, Kaprio J, Poussa T, Nieminen MM. Prevalência de asma, intolerância à aspirina, polipose nasal e doença pulmonar obstrutiva crónica num estudo de base populacional. Int J. Epidemiol. 1999; 28:717-22.

Di Lorenzo G, Drago A, Candore G. Medição de mediadores inflamatórios de mastócitos e eosinófilos no líquido de lavagem nasal nativo na polipose nasal.Int Arch Allergy Immunol .2001 jun;125(2);164-75.

Voegels RL, Santoro P, Butugan O, et al. Polipose nasal e alergia: existe uma correlação? Am J Rhinol. 2001;15: 9-14.

Lildholt T, Runderantz H, Bende M, Larsen K. Tratamento com glucocorticóides para pólipos nasais. O uso de budesonida tópica, betametasona intramuscular e tratamento cirúrgico. Arch Otolaryngol Head Neck Surg. 1997;123:595-600.

Scavuzzo MC, Fattori B, Ruffoli R, Rocchi V,Carpi A, Berni R, Giambelluca MA, Giannessi F. Mediadores inflamatórios e eosinofilia em doentes atópicos e não atópicos com polipose nasal. Biomed Pharmacother. 2005;59: 323-9.

Academia Europeia de Alergologia e Imunologia Clínica. Documento de posição europeia sobre rinossinusite e pólipos nasais. Rhinology Suppl 2007;suppl 20: 1-139.

Selim Sermed Erbek, Özgül Topal, Bilge Qelik, Seyra Erbek. Nazal Polipozis Ve Aspirin intoleransi. KBB-Forum 2010;9(3):65-69.

Hamad AM, Ammy M. Sutcliffe AM, Knox AJ. Asma induzida por aspirina. Aspectos clínicos, patogénese e tratamento. Drugs 2004; 64:2417-2432.

Kowalski ML, Grzegorczyk J, Pawliczak R, Kornatowski T, Wagrowska-

Danilewicz M, Danilewicz M. Diminuição da apoptose e perfil distinto de células infiltrantes nos pólipos nasais de pacientes com hipersensibilidade à aspirina. Allergy 2002; 57:493-500.

Ryan MW. Doenças associadas à rinossinusite crónica: qual é o significado? Curr Opin Otolaryngol Head Neck Surg. 2008;16:231-6.

Picado C, Fernandez-Morata JC, Juan M, et al. O ARNm da ciclo-oxigenase-2 é reduzido em pólipos nasais de asmáticos sensíveis à aspirina. Am J Respir Crit Care Med 1999;160:291 - 296.

Okada S, Kita H, George TJ, Gleich GJ, Leiferman KM. Migração de eosinófilos através de componentes da membrana basal in vitro: papel da metaloproteinase-9 da matriz. Am J Respir Cell Mol Biol 1997; 17:519-28.

Erbek SS, Yurtcu E, Erbek S, Sahin IF. Polimorfismo do gene promotor da matriz metaloproteinase-9 (- 1562C>T) na polipose nasal. Am J Rhinol Allergy 2009;23:568-70.

Moneret-Vautrin DA, Hsieh V, Wayoff M, Guyot JL, Mouton C, Maria Y. Rinite não alérgica com síndroma de eosinofilia um precursor da tríade: polipose nasal, asma intrínseca e intolerância à aspirina. Ann Allergy 1990;64:513- 8.

Vento SI, Ertama LO, Hytönen ML, Wolf CH, Malmberg CH. Polipose nasal: evolução clínica durante 20 anos. Ann Allergy Asthma Immunol 2000; 85:209-14.

Wang LF, Chien CY, Tai CF, Kuo WR, Hsi E, Juo SH. Polimorfismos do gene da matriz metaloproteinase-9 na polipose nasal. BMC Med Genet 2010;

11:85.

Mustafa Acar, Özer Erdem Gür, Mustafa Kaymakçi, Onur Çiftçi, Güler Bugdayci, Cafer Özdem. O papel dos níveis séricos de metaloproteinase-9 da matriz na etiopatogénese dos pólipos nasais. J Med Updates 2012;2(2):53-57.

Wang LF, Chien CY, Chiang FY, Chai CY, Tai CF.
Correlação entre a expressão da metaloproteinase de matriz 2 e 9 e a gravidade da rinossinusite crónica com polipose nasal. Am J Rhinol Allergy 2012;26(1):1- 4.

Krane SM. Importância clínica das metaloproteinases e dos seus inibidores. Ann N Y Acad Sci 1994;732:1-10.

Bhandari A, Takeuchi K, Suzuki S, et al. Aumento da expressão da metaloproteinase-2 da matriz em pólipos nasais. Ata Otolaryngol 2004; 124:1165-70.

Watelet JB, Claeys C, Van Cauwenberge P, et al. Valor preditivo e de monitorização da metaloproteinase-9 da matriz para a qualidade da cicatrização após cirurgia do seio maxilar. Wound Repair Regen 2004;12:412-8.

Lemjabbar H, Gosset P, Lamblin C, et al. Contribuição da gelatinase de 92 kDa/colagenase de tipo IV na inflamação brônquica durante o status asthmaticus. Am J Respir Crit Care Med 1999; 159(4):1298-307.

Omer Faruk Unal, Metin Onerci. Pólipo nasal. K.B.B. ve Ba§ Boyun Cerrahisi Dergisi. 1994;2:260-261.

Kaytaz A. Nazal Polip. Çelik O. Kulak Burun Bogaz Hastaliklari ve Ba§

Boyun Cerrahisi. istanbul: TurgutYayincilik,. 2002. 475-485.

Settipane GA. Epidemiologia dos pólipos nasais. Allergy Asthma Proc.1996;17 (5):231-6.

Drake-Lee AB. Tratamento médico dos pólipos nasais. Rhinology. 1994;32:1-

42. Stammberger H. Cirurgia endoscópica funcional dos seios paranasais: A técnica de Messerklinger. Phidelphia: BC Decker, 1991.

Fatma Kitapci, Nuray Bayar Muluk, Pinar Atasoy, Can Koc. Nazal Polipler. Van Tip Dergisi 2005;12 (3):212-222.

Larsen PL, Tos M. Local Anatómico de Origem dos Pólipos Nasais. Endoscopic Nasal and Paranasal Sinüs Surgery as a Screening Method for Nasal Polyps in an Authopsy Material. Am J Rhinol; 10: 211-216,1996.

Drake-Lee AB. Nasal Polyps (Pólipos nasais). Kerr AG, Stephens D. Scott-Brown's Otolaryngology. Sixth ed. Grã-Bretanha: Butterworth&Co. Ltd, 1997; 3: 4/10/116.

Bernstein JM, Kansal R. Superantigen Hypotesis for the Early Development of Chronic Hyperplastic Sinusitis with Massive Nasal Polyposis. Curr Opin Otolaryngol Head Neck Surg.;13 (1): 39-44,2005.

Van Zele T, Gevaert P, Watelet JB, Claeys G, Holtappels G, Claeys C, Bachert C. A colonização por Staphylococcus aureus e a formação de anticorpos Ig E contra enterotoxinas estão aumentadas na polipose nasal. J Allergy Clin Immunol; 114 (4):981-3,2004.

Conley DB, Tripathi A, Ditto AM, Reid K, Gramer LC, Kern RC. Sinusite crónica com pólipos nasais: exotoxina estafilocócica Ig E e inflamação celular. Am J Rhinol.; 18(5): 273-8,2004.

Gevaert P, Holtappels G, Johanson SG, Cuvelier C,Bachert C. Organização do tecido linfoide secundário e formação local de Ig e para enterotoxinas de Staphylococcus aureus no tecido do pólipo nasal. Allergy;60 (1):71-9,2005.

Pitzurra L, Bellocchio S, Nocentini A, Bonifazi P, Scardazza R, Gallucci L, Stracci F, Simonelli C, Romani L. Reatividade imunitária antifúngica na polipose nasal. Infect Immun.;72 (12): 7275-81,2004.

Kowalski ML, Lewandowska A, Wozniak J, Makowska J, Jankowski A. Inhibition of nasal polyp mast cell and eosinophil activation by desloratidine. Allergy; 60 (1):80-85,2005.

Caye-Thomasen P, Larsen K, Tingsgaard P, Tos M. Demonstração imunohistoquímica e semiquantificação do fator de crescimento endotelial vascular em pólipos nasais recorrentes e não recorrentes. Ata Otolaryngol.; 124(6): 70611,2004.

Zhou B, Li H, Han D, Liu Z. Papel do ICAM-1 na eosinofilia e no prognóstico dos pólipos nasais. Lin Chuang Er Bi Yan Hou Ke Za Zhi. 2004; 18 (2): 72-73.

Seto H, Suzaki H, Shioda S. Localização imunohistoquímica da imunorreactividade da eotaxina em pólipos nasais. Ata Otolaryngol Suppl.; 553:99-104,2004.

Fidan V, Aksakal E. Efeitos da cirurgia endoscópica dos seios nasais na pressão da artéria pulmonar em pacientes com polipose nasal extensa. J Craniofac Surg 2011;22: 592-593.

Granstrom G, Jacobsson E, Jeppsson PH. A polipose nasal como fator de risco para a hipertensão. ORL J Otorhinolaryngol Relat Spec 1990;52:375-384.

Olson EJ, Park JG, Morgenthaler TI. Síndrome da apneia-hipopneia obstrutiva do sono. Prim Care 2005;32:329-59.

Rappai M, Collop N, Kemp S, deShazo R. The nose and sleep-disordered breathing: what we know and what we do not know. Chest 2003;124: 2309-23.

Sagit M, Sarli B, Guler S, Namuslu M, Celik HT, Kurtul S, et al. Avaliação dos achados ateroscleróticos precoces em pacientes com polipose nasal. Auris Nasus Larynx 2014;41:179-184.

Ross R. Atherosclerosis: an inflammatory disease (Aterosclerose: uma doença inflamatória). N Eng J Med 1999;340:115-26.

Cece H, Yazgan P, Karakas E, Karakas O, Demirkol A, Toru I, et al. Espessura da íntima-média da carótida e atividade da paraoxonase em doentes com espondilite anquilosante. Clin Invest Med 2011;34:225-31.

Ago T, Sadoshima J. GDF15, uma Proteína da Superfamília TGF-_ Cardioprotectora. Circ Res. 2006;98:294-297.

Xu J, Kimball TR, Lorenz JN, Brown DA, Bauskin AR, Klevitsky R, Hewett TE, Breit SN, Molkentin JD. GDF15/MIC-1 funciona como um fator protetor e anti-hipertrófico libertado do miocárdio em associação com a ativação da proteína SMAD. Circ Res. 2006;98:342-350.

Kempf T, Eden M, Strelau J, Naguib M, Willenbockel C, Tongers J, Heineke J, Kotlarz D, Xu J, Molkentin JD, Niessen HW, Drexler H, Wollert KC.

Transforming growth fator-{beta} superfamily member growth-differentiation fator-15 protects the heart from ischemia/ reperfusion injury. Circ Res. 2006;98:351-360.

Bootcov MR, Bauskin AR, Valenzuela SM, Moore AG, Bansal M, He XY, Zhang HP, Donnellan M, Mahler S, Pryor K, Walsh BJ, Nicholson RC, Fairlie WD, Por SB, Robbins JM, Breit SN. MIC-1, uma nova citocina inibidora de macrófagos, é um membro divergente da superfamília TGF-beta. Proc Natl Acad Sci U S A. 1997;94:11514 -11519.

Tan M, Wang Y, Guan K, Sun Y. PTGF-beta, um membro da superfamília do fator de crescimento transformador tipo beta (TGF-beta), é um gene alvo do p53 que inibe o crescimento das células tumorais através da via de sinalização TGF-beta. Proc Natl Acad Sci U S A. 2000;97:109 -114.

Brown DA, Breit SN, Buring J, Fairlie WD, Bauskin AR, Liu T, Ridker PM. Concentração no plasma da citocina inibidora de macrófagos-1 e risco de eventos cardiovasculares em mulheres: um estudo de caso-controlo aninhado. *Lancet*. 2002;359:2159 -2163.

Kempf T, Björklund E, Olofsson S, Lindahl B, Allhoff T, Peter T, Tongers J, Wollert KC, Wallentin L. Growth-differentiation fator-15 improves risk stratification in ST-segment elevation myocardial infarction. Eur Heart J. 2007 ;28(23):2858-2865

Bhakthavatsala Reddy C, Cyriac C, Desle HB. Papel da "Albumina Modificada por Isquemia" (IMA) nas síndromes coronárias agudas. Indian Heart J. 2014 Nov- ;66(6):656-62.

Bhagwan N, Ernest M, Rios P, et al. Evolution of human serum albumin cobalt binding assay for the assessment of myocardial ischemia and myocardial infarction. Clin Chem. 2003;49:581-585.

Wu AHB. O biomarcador de albumina modificada por isquemia para isquemia miocárdica. MLO Med Lab Obs. 2003;6:36-40.

Apple FS, Quist HE, Otto AP, Mathews WE, Murakami MM. Caraterísticas de libertação de biomarcadores cardíacos e albumina modificada por isquemia, medidas pelo teste de ligação ao cobalto da albumina após uma corrida de maratona. Clin Chem. 2002;48:1097-1100.

Bar-Or D, Rael LT, Bar-Or R, Slone DS, Mains CW, Rao NK, Curtis CG .The cobalt-albumin binding assay: insights into its mode of action. Clin Chim Ata 2008;387:120-127.

Zhong Y, Wang N, Xu H. Existe uma alteração dinâmica na albumina modificada por isquemia em doentes com apneia obstrutiva do sono, que frequentemente leva a doenças isquémicas? Clínicas (São Paulo). 2013;68(11):1474.

Lippi G, Montagnana M, Salvagno GL, Guidi GC. Valor potencial de novos marcadores diagnósticos no reconhecimento precoce de síndromes coronárias agudas. CJEM. 2006;8(1):27-31

Talha S, Charloux A, Enache I, Piquard F, Geny B. Mechanisms involved in increased plasma brain natriuretic peptide after heart transplantation.Cardiovasc Res 2011;89: 273-281.

Fiscus RR, Tu AW, Chew SB. Os péptidos natriuréticos inibem a apoptose e prolongam a sobrevivência das células PC12 privadas de soro. Neuroreport.2001;12: 185-189.

D'Souza SP, Yellon DM, Martin C, Schulz R, Heusch G, Onody A, Ferdinandy P, Baxter GF. B-type natriuretic peptide limits infarct size in rat isolated hearts via KATP channel opening. Am J Physiol Heart Circ Physiol. 2003;284: H1592-H1600.

Hulks G, Jardine AG, Connell JM, Thomson NC. Effect of atrial natriuretic fator on bronchomotor tone in the normal human airway. Clin Sci (Lond) 1990;79:51-5.

Inoue Y, Kawayama T, Iwanaga T, Aizawa H. Níveis elevados de péptido natriurético cerebral no plasma em DPOC estável sem hipertensão pulmonar ou cor pulmonale. Intern Med 2009;48:503-12.

Kita, H., Ohi, M., Chin, K., Nogushi, T., Otsuka, N., Tsuboi, T., Itoh, H., Nakao, K. e Kuno, K. The Noturnal secretion of cardiac natriuretic peptides during obstructive sleep apnea and its response to therapy with nasal continuous positive airway pressure. J. Sleep. Res., 1998, 7: 199-207.

Moller D. S. Lind, P. Strunge, B. e Pederson E. B. Hormonas vasoactivas anormais e pressão arterial de 24 horas na apneia obstrutiva do sono. Am. J. Hypertens, 2003, 16: 274-280.

Morrow JD, Hill KE, Burk RF, Nammour TM, Badr KF, Roberts LJ 2nd. Uma série de compostos semelhantes à prostaglandina F2 são produzidos in vivo em humanos por um mecanismo não-ciclo-oxigenase, catalisado por radicais livres. Proc Natl Acad Sci USA 1990; 87: 9383 - 9387.

Takeuchi D, Saji T, Takatsuki S, Fujiwara M. Imagens anormais de Doppler tecidual estão associadas ao peptídeo natriurético cerebral plasmático elevado e ao aumento do estresse oxidativo na doença aguda de Kawasaki. Circ J 2007; 71: 357 - 362.

Bachert C, Gevaert P, Holtappels G, Cuvelier C, van Cauwenberge P. Nasal polyposis: from cytokines to growth. Am J Rhinol 2000;14:279-90.

Doner F, Delibas N, Dogru H, Sari I, Yorgancigil B. Níveis de malondialdeído e atividade da superóxido dismutase na sinusite maxilar experimental. Auris Nasus Larynx 1999;26:287-91.

Cross CE, Halliwell B, Borish ET, Pryor WA, Ames BN, Saul RL, et al. Oxygen radicals and human disease. Ann Intern Med 1987;107:526-45.

Halliwell B, Gutteridge JM, Cross CE. Radicais livres, antioxidantes e doenças humanas: onde estamos agora? J Lab Clin Med 1992;119:598-20.

Dogru H, Delibas N, Doner F, Tuz M, Uygur K. Free radical damage in nasal polyp tissue. Otolaryngol Head Neck Surg 2001;124:570-72.

Vartany E, Imevbore M, O'Malley M, Manfredi C, Pasquarella C, Scinto L, et al. N-terminal pro-brain natriuretic peptide for detection of cardiovascular stress in patients with obstructive sleep apnea syndrome. J Sleep Res 2006;15:424-29.

Roy D, Quiles J, Gaze DC, Collinson P, Kaski JC, Baxter GF. Role of reactive oxygen species on the formation of the novel diagnostic marker ischaemia modified albumin. Heart 2006;92:113-14.

Tsicopoulos A, Shimbara A, de Nadai P, Aldewachi O, Lamblin C, Lassalle

P, et al. Involvement of IL-9 in the bronchial phenotype of patients with nasal polyposis. J Allergy Clin Immunol. 2004;113:462-9.

Lund WJ, Mackay IS. Estadiamento do rinossinusite. Rhinology. 1993;31:183-4.

Kempf T, Horn-Wichmann R, Brabant G, Peter T, Allhoff T, Klein G, et al. Concentrações circulantes do fator de diferenciação do crescimento 15 em idosos aparentemente saudáveis e em doentes com insuficiência cardíaca crónica, avaliadas por um novo ensaio imunoradiométrico em sanduíche. Clin Chem 2007;53:284-291.

Feldman DS, Ikonomidis JS, Uber WE, Van Bakel AB, Pereira NL, Crumbley AJ, 3rd, et al. Human B-natriuretic peptide improves hemodynamics and renal function in heart transplant patients immediately after surgery J Card Fail 2004;10:292-96.

Tsutamoto T, Wada A, Maeda K, Hisanaga T, Maeda Y, Fukai D, et al. Atenuação da compensação do sistema endógeno de péptido natriurético cardíaco na insuficiência cardíaca crónica: papel prognóstico da concentração plasmática de péptido natriurético cerebral em doentes com disfunção ventricular esquerda sintomática crónica. Circulation 1997; 96:509-16.

Das UN. Acetylcholinesterase and butyrylcholinesterase as possible markers of low-grade systemic inflammation. Medical science monitor Med Sci Monit 2007;13:214-21.

Turedi S, Cinar O, Yavuz I, Mentese A, Gunduz A, Karahan SC, et al. Diferenças nos níveis de albumina modificada por isquemia entre doentes com doença renal em fase terminal e a população normal. J Nephrol 2010;23:335-40.

Chen CY, Tsai WL, Lin PJ, Shiesh SC. O valor da albumina modificada por isquemia sérica para avaliar a função hepática em doentes com doença hepática crónica. Clin Chem Lab Med 2011; 49:1817-21.

Ma SG, Wei CL, Hong B, Yu WN. Albumina modificada por isquemia em pacientes diabéticos tipo 2 com e sem doença arterial periférica. Clínicas (São Paulo) 2011;66:1677-80.

Cochrane CG. Mechanisms of oxidant injury of cells Mol Aspects Med 1991;12:137-47.

Norlander T, Westrin KM, Fukami M, Stierna P, Carlsoo B. Pólipos induzidos experimentalmente na mucosa do seio: uma análise estrutural das fases iniciais. The Laryngoscope 1996;106:196-03.

Carpagnano GE, Carratu P, Gelardi M, Spanevello A, Di Gioia G, Condreva T, et al. Aumento de IL-6 e IL-4 no condensado do ar exalado de pacientes com polipose nasal. Monaldi Arch Chest Dis 2009;71:3-7.

Santhanakrishnan R, Chong JP, Ng TP, Ling LH, Sim D, Leong KT, et al. Fator de diferenciação do crescimento 15, ST2, troponina T de alta sensibilidade e péptido natriurético N-terminal pró-cerebral na insuficiência cardíaca com fração de ejeção preservada vs. reduzida. Eur J Heart Fail 2012;14:1338-47.

Fan LY, Jin ZG, Zong M, Wang QZ, Ju Y, Sun LS, et al. Fator de diferenciação do crescimento 15, albumina modificada por isquemia e proteína plasmática A associada à gravidez em doentes com doença arterial coronária. Clin Lab 2014;60:973-82.

Kim DK, Jin HR, Eun KM, Mutusamy S, Cho SH, Oh S, et al. Os pólipos nasais não eosinofílicos apresentam um aumento da proliferação epitelial e um padrão de doença localizado na fase inicial. PLoS One. 2015;6:1-13.

Tokunaga T, Sakashita M, Haruna T, Asaka D, Takeno S, Ikeda H, Nakayama T, et al. Novo sistema de pontuação e algoritmo para classificar a rinossinusite crónica: o estudo JESREC. Allergy. 2015;70:995-03.

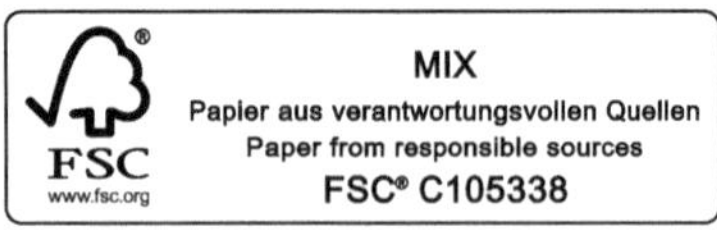

Printed by Books on Demand GmbH, Norderstedt / Germany